AF199427

CBD Öl & Hanf

Heilmittel oder Hokuspokus?

Alexander Huxsohl

CBD Öl & Hanf

Für Fragen und Anregungen:
info@inselliebe-verlag.de
Auflage 2019

INHALT

Die Geschichte und Herkunft der Hanfpflanze

Wusstest du, dass Hanf als eine der ältesten Nutzpflanzen weltweit gilt? Seit mittlerweile mehr als 10.000 Jahren wird Hanf angebaut und seit etwa 3.000 Jahren auch auf der ganzen Welt zur Textilherstellung eingesetzt. Die Hanfpflanze kann also sehr vielfältig genutzt werden. In China stellte man schon vor 5.000 Jahren daraus Textilien und vor etwa 2.000 Jahren Papier daraus her. Auch viele Künstler wussten schon das Hanfpapier zu schätzen, so malte Rembrandt sein erstes Ölgemälde auf Hanf. Selbst Gutenberg wusste schon damals, dass es sehr gutes Mittel bei Bluthochdruck ist.

So galt Hanf eine ganze Zeit als ein sehr beliebtes und umkämpftes Handelsgut. Es war gerade für die Textil- und Papierindustrie von sehr großer Bedeutung. Aber auch die Kriegsmarine war sich damals schon bewusst, welchen Wert diese Pflanze hatte und setzte ihn für unterschiedliche Zwecke ein. Russland galt damals als eines der größten Hanfproduzenten und deckte einen Bedarf von circa 80%.

England konnte, durch die damals von Napoleon veranlasste Kontinentalsperre, kein Hanf mehr beziehen. So mussten sie auf Jute und Baumwolle zurückgreifen.

Ursprünglich stammt Hanf allerdings aus Zentralasien. Durch die sehr nahrhaften Hanfsamen galt es dort schon vor 10.000 Jahren als ein wichtiges Nahrungsmittel. Zur Behandlung von Krankheiten wie Rheuma oder Malaria wurde es auch damals schon als Heilmittel eingesetzt.

Kunstfasern lösten um das 20. Jahrhundert Hanf endgültig ab und verdrängten diese Pflanze.

Dass die Cannabis- bzw. Hanfpflanze eine heilende Wirkung besitzt, hast du sicher schon mal von gehört.

So wussten auch schon die alten Ägypter und viele andere Völker zu dieser Zeit, von der Wirkung der

Hanfpflanze. Sie hatten durch den Konsum der Pflanze nämlich bestimmte Wirkungen, die sich positiv auf ihren Körper auswirkten, beobachten können. Es galt damals aber lediglich nur um eine Heilpflanze, die zur Schmerzlinderung und geistigen Reinigung verwendet wurde. Ich finde es erstaunlich, dass die alten Ägypter, damals schon den Zusammenhang mit der Wirkung der Pflanze mit dem menschlichen Organismus in verstanden haben und schon damals davon ausgingen, dass wenn diese Pflanze eine solche Wirkungen hat, es auch in unserem Körper ein System geben muss welche ähnliche oder dazugehörige Rezeptoren hat.

Doch heute hat man es leider geschafft, Hanf zu kriminalisieren und allgemein schlecht dastehen zu lassen. Doch auch das verändert sich allmählich in die positive Richtung. So löst sie sich langsam aus den Fesseln und wird wieder auf verschiedener Art und Weise eingesetzt. So wird Hanf mittlerweile wieder für Lebensmittel, in der Landwirtschaft, als Waschmittel oder Einstreu für Tiere oder auch für Klamotten und in der Bauwirtschaft zum Beispiel für Dämmung eingesetzt. Doch vor allem auch in der Medizin spielt Hanf vor allem das daraus gewonnene CBD-Öl eine wichtige Rolle. Es kommt immer öfter bei der

Behandlung von Erkrankungen wie ADHS, Depressionen, Tourette und Krebs zum Einsatz.

Was ist eigentlich CBD-Öl?

Für das fertige Öl muss aus der Faserhanfpflanze oder auch Industriehanf, das CBD (Cannibidiol) gewonnen werden. Dazu aber mehr unter „Wie wird das Öl hergestellt".

Zu deinem Verständnis, CBD findet man in dieser Menge nur in speziellen Sorten des Faserhanfs. THC (Tetrahydrocannacinol) ist ausschließlich in der Menge in Drogenhanfsorten zu finden, so verursacht das THC Rauschzustände, das CBD aber aufgrund der fehlenden psychoaktiven Wirkung nicht. Für die Herstellung von dem Öl werden nur Sorten des Industriehanfs verwendet, hier ist der CBD-Gehalt sehr hoch. Den höchsten CBD-Gehalt weist allerdings die Sorte „Cannabis-Sativa" auf.

Ich finde es schade, dass noch immer so viele Menschen der Überzeugung sind, Hanf wäre mit Marihuana gleichzusetzen. Denn so ist es nicht. Es gibt unterschiedliche Hanfsorten die auch speziell gezüchtet und angebaut werden und so auch für ihre verschiedenen Zwecke zum Einsatz kommen.

Ein kleines Beispiel: gibt es Futtermais, der nur als Futter für die Tiere der Landwirtschaft verwendet wird und den Zuckermais, der auch für uns als Nahrung geeignet ist.

Aber zurück zum Thema.

Das CBD-Öl ist ein Öl, welchen viele wertvolle Inhaltsstoffe besitzt, die unserem Körper zugutekommen. Es kann sehr vielfältig eingesetzt werden. Zum Beispiel zur Behandlung von Epilepsie oder unterstützend für Krebspatienten, aber auch für ein gutes Immunsystem kann es wunderbar eingesetzt werden. Selbst in der Tiermedizin, hat das CBD-Öl seinen Weg gefunden. So bieten dort bereits erste Firmen dieses Öl zum Verkauf gegen Epilepsie und Allergien bei Hunden an. Zu den jeweiligen Einsatzgebieten komme ich aber später noch einmal genauer zu sprechen.

Das Öl hat zum einen die typische ölige Konsistenz und ist von der Farbe grünlich, bräunlich. Manchmal ist auch ein kleiner „Gold-Schimmer" zu sehen. Da es ein Naturprodukt ist, kann es also von Öl zu Öl immer in der Farbe variieren.

Wie wird das Öl hergestellt?

Für die Herstellung des Öls werden hauptsächlich die Blüten und die Blätter des weiblichen Industriehanfs verwendet, der auch den EU-rechtlichen Normen entspricht. Um diesen Normen zu entsprechen muss der Hanf einen sehr geringen THC- und einen hohen CBD-Gehalt aufweisen. Das Cannabidiol wir mit einem schonenden und effizienten CO_2-Extraktionsverfahren gewonnen. Unter hohem Druck löst das Kohlenstoffdioxid die Substanzen aus dem Hanf. Anschließend wird dieser Druck wieder gesenkt, dies hat zufolge, dass das CO_2 die gewonnenen Extrakte wieder abgibt und so die natürlichen Inhaltsstoffe der Pflanze erhalten bleiben. Als nächstes werden die gewonnenen Substanzen erhitzt, damit sich das CBDA (Cannabidiolsäure) in das aktive CBD umwandelt, diesen Vorgang nennt man Decarboxylie-rung.

Der Vorteil an diesem CO_2-Extraktionsverfahren wird darin gesehen, dass das gesamte Pflanzen-stoffspektrum erhalten bleibt. So enthält das Öl nicht nur Cannabiciol, sondern auch weitere Phytocan-nabinoide, wie zum Beispiel Cannabinol (CBN), Cannabichromen (CBC) und Cannabiderol (CBG), sowie wertvolle Flavonoide und Terpene. Des Weiteren wird angenommen, dass sich gewisse Inhaltsstoffe in ihrer Wirkung gegenseitig unterstützen. Diese gegen-seitige Unterstützung wird in der Cannabis-Forschung als „Entourage-Effekt" bezeichnet.

WAS IST DER ENTOURAGE-EFFEKT?

Die Cannabis-Forscher gehen davon aus, dass die Kombination von unterschiedlichen Inhaltsstoffen effektiver ist, als nur einzelne Cannabinoide.
Der Neurologe Ethan Russo hat bereits vor einigen Jahren erläutert, dass sich die verschiedenen Inhalts-stoffe der Cannabispflanze positiv aufeinander aus-wirken können. Hier hat er nicht nur die bekannten

Cannabinoide wie THC und CBD, sondern auch die Wirkungsweisen der anderen Stoffe. Hier sollte man vor allem die Terpene, die mit den Cannabinoiden interagieren und so die volle Wirkung entfalten, hervorheben.

Die Forscher haben dazu einige Beispiele genannt, diese sind:

- Angstzustände können die Terpene Mycren, Caryphyllen und Pinen lindern

- Bei MRSA-Keimen (Methicillin-resistenter Staphylococcus aureus, also ein multiresistenter Keim) kann CBG in Verbindung mit den Terpene, Limonen und Linalool, die Bekämpfung dieser Keime unterstützen.

- Gegen Akne kann die Kombination von CBD mit den Terpene, Linool und Limonen helfen.

Dies spricht also dafür, dass wenn du CBD-Öl verwenden möchtest, ein Öl als Vollspektrumextrakt verwenden solltest, um von dem ganzen Phytokomplex provitieren zu können.

Im CBD-Öl enthaltene Inhaltsstoffe

Das Öl enthält viele lebenswichtige Inhaltsstoffe, die unser Körper nicht oder nur in sehr geringer Menge selbst produzieren kann. Das bedeutet, wir müssen einen Großteil dieser Stoffe über Nahrung zu uns nehmen.

Ich möchte dir zu den verschiedenen Inhaltsstoffen etwas mehr erzählen.

CANNABINOIDE

CBD-Öl enthält rund 480 Wirkstoffe wovon circa 80 von ihnen auch in Cannabis nachgewiesen werden können. Dabei handelt es sich hauptsächlich um Cannabinoide, diese haben vor allem auf unser Nervensystem und unserem Gehirn ihre Wirkung. Zu den jeweiligen Einsatzgebieten werde ich aber später noch näher eingehen.

Die wichtigsten fünf Cannabinoide aus medizinischer Sicht sind:

- **CBC:** Cannabichromen soll laut Forschern eine entzündungshemmende und schmerzlindernde Wirkung und eine positive Auswirkung auf die Erneuerung von Zellen haben.

- **CBD:** Cannabidiol ist das zweithäufigste Cannabinoid, es wird unter anderem zur Behandlung von chronischen Schmerzen und Krämpfen eingesetzt.

- **CBDA:** Cannabidiolsäure soll aufgrund seiner antiemetischen Wirkung unterstützend und lindernd bei Übelkeit sein.

- **CBG:** Bei Cannabigerol hat eine antibakterieller Wirkung und kann bei Entzündungen eingesetzt werden.

- **CBN:** Cannabinol weist eine leicht psychoaktive Wirkung auf und kann unter anderem Angstzustände lindern.

OMEGA-3- UND OMEGA-6-FETTSÄUREN

Diese Fettsäuren sind für unseren Körper, sofern sie im richtigen Verhältnis stehen, von großer Bedeutung. CBD-Öl enthält genau dieses Verhältnis von 1:3 und ist damit für die Gesunderhaltung unseres Körpers ideal geeignet. Das Verhältnis von 1:3 weist sonst kein anderes Pflanzenöl auf. Diese Fettsäuren haben großen Einfluss auf die Regeneration und Erneuerung der Zellen, wodurch es auch einen positiven Einfluss auf den Aufbau der Zellmembrane hat. Die Fettsäuren wirken sich außerdem positiv auf den Blutdruck aus und besitzen eine entzündungshemmende Wirkung.

GAMMA-LINOLENSÄURE

Dieser Inhaltsstoff ist, durch die ebenfalls entzündungshemmende Wirkung, gerade für die Menschen unter uns hervorragend geeignet, die an Neurodermitis oder Schuppenflechte leiden.

VITAMINE

Das Öl enthält eine große Anzahl an verschiedenen Vitaminen. Vor allem Vitamin E, welches als Anti-Aging-Vitamin bekannt ist und als wichtiges Antioxidans gilt, ist in großen Mengen vorhanden. Es schützt unsere Zellen und beugt somit verschiedene Krankheiten vor.

Es enthält unter anderem auch Vitamin B1, dieses gilt als „Gute-Laune-Vitamin". Es hat Einfluss auf unseren Serotoninspiegel, Vitamin B1 wird auch bei der Behandlung von Depressionen eingesetzt. Dann enthält es noch Vitamin B2, welches sich als Co-Enzym in den Körperzellen befindet.

MINERALSTOFFE UND SPUREN-ELEMENTE

Es enthält außerdem folgende Mineralstoffe und Spurenelemente

Eisen: Eisen hat unter anderem die Aufgabe den Sauerstoff durch das Blut in die Zellen zu transportieren

Kalium: Hat Auswirkungen auf die Impulsweiterleitung zu den Nerven und auf den Wasserhaushalt

Kalzium: Ist für gesunde Zähne und Knochen verantwortlich. Es wird vom Körper nicht selbst hergestellt und muss somit über die Nahrung aufgenommen werden.

Kupfer: Stärkt das Immunsystem und ist bei der Bildung der roten Blutkörperchen beteiligt. Auch Kupfer wird nicht vom Körper selbst produziert und muss über die Nahrung aufgenommen werden.

Mangan: Ist wichtig für das Bindegewebe und ist an Enzym-Vorgängen in unserem Körper beteiligt.

Magnesium: Es fördert unser Immunsystem, hat Auswirkungen auf den Blutkreislauf und auf viele Organe. Für den Elektrolythaushalt sowie Muskeln und Nerven ist es ebenfalls sehr wichtig.

Natrium: Hat Einfluss auf die Muskelkontraktionen und gibt Nervenimpulse weiter.

Phosphor: Hat im Zusammenspiel mit Kalzium die Aufgabe Knochen und Zähne zu stärken, es ist zusätzlich notwendig für den Aufbau der Zellen.

Zink: Ist an Stoffwechselfunktionen beteiligt, trägt zu der richtigen Enzymfunktion bei und hilft bei der Generation der Haut.

CHLOROPHYLL

Es enthält Chlorophyll, welches für die grüne Farbe verantwortlich ist. Dieser Stoff hat die Aufgabe, ähnlich wie der rote Blutfarbstoff Hämoglobin, für eine optimale Zellatmung zu sorgen. Ist eine gut funktionierende Zellatmung vorhanden, ist auch die Reinigung und Entgiftung der Zellen möglich, wodurch wieder das Immunsystem positiv beeinflusst wird.

CAROTINOIDE

Die Carotinoide sorgen für stärkere Zellmembrane und beeinflussen positiv das Immunsystem, außerdem soll bei vor frühzeitiger Alterung schützen. Vor allem Beta Carotin schützt das Herz-Kreislauf-System, indem es Arterienverengungen vorbeugt und den Cholesterinspiegel beeinflusst. Den goldgelben Schimmer verdankt das Öl übrigens diesem Inhaltsstoff.

Studien und Untersuchungen zu Hanf und CBD-Öl

In der ersten Studie haben Forscher die Cannabinoide entdeckt. Darauf folgte die Untersuchung der Eigenschaften der verschiedenen Verbindungen wie CBD. Den Forschern fiel auf, dass die meisten von ihnen immer in Verbindung mit der Wirkung von Hasch, Marihuana oder anderen Cannabiserzeugnissen stand.

Da die Forscher herausfinden wollte, wie diese Wirkung stehen konnte, suchten sie weiter und fanden eine sehr große Entdeckung. Sie entdeckten das Endocannabinoid-System (ECS).

Als Ende der achtziger Jahre ein Forscher mehr über dieses System herausfinden wollte, hat er eine erstaunliche Entdeckung gemacht. So konnte der Professor Allyn Howlett von der Saint-Louis-Universität in Missouri beweisen, dass der menschliche Körper über bestimmte Rezeptoren verfügt, die die Aufnahme von Cannabinoiden verantwortlich ist. Da zwei von diesen Rezeptoren besonders wichtig sind, nannte er diese Rezeptoren CB1 und CB2.

Da sie ein Teil des ECS sind, regulieren sie bestimmte Prozesse im Körper und haben damit einen Einfluss auf Körperfunktionen. Diese Körperfunktionen sind.

- Das Schmerzwahrnehmung
- Freude und Trauer zu empfinden
- Das Angstempfinden
- Die Aktivität des Immunsystems
- Hunger und Müdigkeit

Durch verschiedene Studien wurde ein Zusammenhang von der Wirkung des CBDs auf unsere Gesundheit gefunden. Unser eigener Körper produziert eigene Cannabinoide, so wirkt also nicht nur die Aufnahme der Cannabinoide durch Salben, Öle oder Gras positiv auf unsere Gesundheit sondern auch die selbst produzierten.

Durch diese besondere Erkenntnis, des ECS und der Cannabinoide, wurden immer weitere Forschungen angestellt. Damals wurden diese Untersuchungen hauptsächlich an Tieren und Zellproben durchgeführt. Ich bin absolut kein Freund von Tierversuchen! Allerdings waren genau diese Forschungen in die Medizin von großer Bedeutung. So konnten sie feststellen, dass das Cannabisöl so gut wie keine Nebenwirkungen aufwies und fast ausschließlich positive Wirkung auf den Organismus hatte.

Weitere spektakuläre Ergebnisse ergaben weitere Studien zu der Behandlung bzw. Vorbeugung von Krebs. Die Forscher stellten fest, dass diese Pflanze auser entzündungshemmender und schmerzstillender Wirkung auch beruhigend und angstlösend wirkt. Damals wurde es häufig zur Linderung der Nebenwirkungen während Chemo-Therapien eingesetzt, wo sich dann herausstellte, dass das Cannabidiol auch antioxidativ wirkt und so Zellen vor unerwünschten Mutationen schützen kann, was bei Krebs der Fall ist.

Durch diese besonderen Ergebnisse wurden nun auch Studien an menschlichen Patienten durchgeführt. So wurde außerdem bekannt, dass Cannabidiol unterschiedliche Leiden lindern kann. Darunter fallen folgende:

-        Reduzierte autoimmunisierte Entzündungsvorgänge bei Typ 1 Diabetes

- epileptische Anfälle werden unterdrückt
- die Lebensqualität von Parkinson erkrankten kann gesteigert werden
- Nikotin-Sucht kann vermindert werden
- Angstzustände können gelindert werden
- Psychotische Symptome können reduziert werden
- Nervosität und mangelnde Empathie kann bekämpft werden
- Schlafproblemen werden deutlich verbessert

Das war der Stand des Wissens über CBD. Durch neuere Studien konnten allerdings weitere positive Eigenschaft entdeckt werden. Derzeit wird geforscht, in welchem Umfang die Kombination von THC und CBD sich auf Krankheiten wie Alzheimer auswirken. Diese Forschungen stehen allerdings noch ganz am Anfang.

Forscher der David Geffen School of Medicine in Los Angeles berichten 2015, dass CBD in den Fokus der Forschung gerückt ist. Es wird als eventuelle Behandlungsmethode bei pädiatrischer Epilepsie gesehen, vor allem bei der schweren frühkindlichen Epilepsie, dem Dravet-Syndrom. Diese Form der Epilepsie tritt in einem Alter von 3-9 Monaten auf.

So dokumentierten die Forscher die Behandlungen mit Cannabispräparaten bei Kindern die an dem Dravet-Syndrom und dem Lennox-Gastaut-Syndrom leiden. Das Lennox-Gastaut-Syndrom ist ebenfalls eine Epilepseform die bei Kindern in einem Alter von 2-6 Monaten auftritt. Im Anschluss stellten die Forscher eine Online-Umfrage an alle Eltern deren Kinder CBD zur Behandlung der Epilepsie bekommen hatten. In der Umfrage ging es um die Wirksamkeit, der Dosierung und der Verträglichkeit. Es nahmen 117 Eltern daran teil. Wie Wirksamkeit und die Verträglichkeit war in allen ätiologischen Untergruppen ähnlich. Rund 85 Prozent der Eltern berichteten, dass die Anfallshäufigkeit verringert wurde. 14 Prozent der Eltern berichteten sogar eine vollständige Anfallsfreiheit.

53 Prozent der Befragten erzählten von einer Verbesserung des Schlafs, 71 Prozent über eine höhere Wachsamkeit und 63 Prozent berichteten, dass die Stimmung allgemein, während der CBD-Therapie, gebessert wurde.

Obwohl das CBD bei der Behandlung vom Lennox-Gastaut- und dem Dravet-Syndrom, möglicherweise eine große Rolle gespielt hat, stellt sie leider keinen zwingenden Beweis für die Wirksamkeit dar.

Dennoch haben die Ergebnisse die Hinweise auf eine mögliche Wirksamkeit.

Im Comprehensive Epilepsy Center in New York wurde 2016 eine Studie durchgeführt, an der über 200 Patienten im Alter von 1 bis 30 Jahren mit schwerer Epilepsie teilnahmen. Diese Patienten erhielten vor Beginn der Studie stabile Antiepileptika-Dosen.

Während der Studie erhielten die Patienten Cannabidiol in einer Dosis von 2-5 mg/Kg pro Tag, bis zur Intoleranz oder bis zu einer Maximaldosis von 25 mg/kg oder 50 mg/kg pro Tag.
Das Ziel lag darin die Sicherheit, die Verträglichkeit, die Wirksamkeit und die prozentuale Veränderung der Anfallshäufigkeit zu ermitteln.

Die durch die Studie erlangten Ergebnisse deuten darauf hin, dass CBD tatsächlich die Häufigkeit von Anfällen reduzieren kann und ein angemessenes Sicherheitsprofil bei Kindern aber auch bei jungen Erwachsenen mit hochgradig behandlungsresistenter Epilepsie.

Eine Studie, die die Wirkung von synthetischen CBD bei Krebspatienten untersucht hatte, wurde im September 2018 veröffentlicht. Dafür werteten die Forscher 119 Fälle von Krebspatienten aus, die zur

Therapie CBD eingesetzt hatten. Die meisten von ihnen hatten bereits Metastasen. 28 der Patienten setzten CBD als alleinige Therapie, in Form einer 5-%ige ölige Cannabidiollösung ein. So enthält ein Tropfen dieser Lösung 1 mg CBD. Die normale tägliche Dosierung, während der Studienzeit, lag zweimal täglich 10 mg CBD. Bei schwereren Fällen wurde die Dosierung auf zweimal täglich á 30 mg CBD gesteigert. Die Patienten nahmen das CBD für mindestens für sechs Monate, die meisten jedoch deutlich länger.

Bei einzelnen Patienten kam es während der Therapie mit Cannabidiol zu erstaunlichen Ergebnissen. Für am meisten Aufsehen hat der Fall eines fünfjährigen Kindes, das unter einem sehr seltenen Hirntumor litt, gesorgt. Die bisherigen Behandlungsversuche mit konventionellen Therapien waren bisher erfolglos. Während der Studienzeit nahm der Junge nur CBD zu sich und die Tumormasse nahm um 60 Prozent ab.

Weitere Untersuchungen aus den Jahren 2001 und 2011 konnten diese Ergebnisse bestätigen.

Durch die Anzahl der verschiedenen Studien kann man also verschiedene Wirkungen nachweisen, doch leider sind sie noch nicht ausreichend für eine Zulassung als Heilmittel.

Auf weitere Studien zu der Behandlung von Krebs und Epilepsie werde ich weiter unten nochmal näher eingehen.

Einahme: Wie nehme ich CBD ein?

Es gibt 5 gängige Arten, CBD Öl zu konsumieren und bevor wir dir diese Möglichkeiten vorstellen, sollte erwähnt sein, dass man 15 Minuten lang keine Nahrung oder Flüssigkeit zu sich nehmen sollten, nachdem das CBD Öl konsumiert wurde. Auf diese Weise erhältst du die optimale Wirkung von den Ölen.

1. Orale Aufnahme des CBD Öl

Wenn man vom Cannabis-Öl Konsum redet, meint man meistens die Aufnahme des Öls durch den Mund. Du nimmst das Öl oral auf, indem du einen Tropfen Cannabisöl unter die Zunge gibst und eine Zeit lang wartest. Cannabisöl hat einen bitteren starken Geschmack. Wenn Sie den Geschmack nicht für 15 Minuten aushalten können, spüle das Cannabisöl mit Wasser oder einer anderen Art von alkoholfreier Flüssigkeit ab. Aber wenn du die optimale Wirkung des Öls erreichen willst, vermeide alle Arten von Flüssigkeiten für 15 Minuten nach der Einnahme.

2. Aufnahme durch Verdampfer / E-Zigaretten

Eine andere Möglichkeit, Cannabisöl zu konsumieren, ist mit einem Verdampfer oder einer E-Zigarette. So werden die nötigen Substanzen gelöst und die schlechten Substanzen (Giftsstoffe) verringert. Um das beste Raucherlebnis zu erlangen, lies am besten den mitgelieferten Leitfaden für den Verdampfer bzw. die E-Zigarette, da das Cannabisöl vor dem Konsum auf eine bestimmte Temperatur erhitzt werden muss.

3. In Essen und Trinken

Eine sehr beliebte und bekannte Art Cannabis zu konsumieren, ist durch Nahrung. Oft spricht man von Hasch-Kuchen, mit dem Inhalt THC. Hier haben wir aber einen anderen Inhaltsstoff, nämlich CBD. Das

Cannabisöl kannst du ebenso in einem leckeren Kuchen essen.

4. Mit Kapseln

Manche können den Geschmack von Cannabisöl überhaupt nicht ab, für diese Leute gibt es allerding eine gute Alternative: Kapseln, gefüllt mit Cannabis-Öl. So kommen ihre Geschmacksknospen nicht in Berührung mit dem Öl, da es sich in der Kapsel befindet. Des Weiteren haben Kapseln den Vorteil, dass sie sich immer genaue Mengen portionieren können. Die Kapsel einfach in den Mund legen und mit einer alkoholfreien Flüssigkeit runterspülen. Jedoch musst du im Hinterkopf behalten, dass die Wirkung des Öls erst später einsetzt, da sich die Kapsel erst zersetzen muss.

5. Mit Pillen

Wenn die Kapseln Übelkeit und/oder Bauchschmerzen verursachen, kannst du Cannabisöl auch in Form einer Pille nehmen. Der Vorteil des Verzehrs durch eine Pille ist, dass das Öl die Leber nicht passieren kann, bevor es durch den Körper geht.

Es gibt auch noch andere Wege Cannabisöl zu konsumieren, wie Kaugummi, Extrakte und Pasta.

Dosierung: Wie viel CBD solle ich einnehmen?

Es ist schwer zu sagen, wie viel CBD Öl verwendet werden sollte, da es eine Vielzahl von Faktoren gibt, die diese Menge beeinflussen. Und aus Gründen der Gesetzgebung können wir Dir nicht sagen, wie viel CBD Öl du verbrauchen solltest. Da CBD jedoch keine psychoaktive Substanz ist, sollten am Anfang kleine Dosen ausprobiert werden, bis du den gewünschten Effekt verspürst.

Wie schnell wirkt CBD nach der Einnahme?

Beim Verzehr des CBD Öls unter der Zunge absorbieren die Schleimhäute das CBD und übertragen es direkt durch das Blutkreislaufsystem.

Die meisten Menschen bemerken die Wirkungen relativ früh und der gewünschte Effekt ist am häufigsten zu spüren während der ersten 14 Tage der Einnahme, wenn du das Öl täglich zu dir nimmst.

Es gibt derzeit keine Garantie dafür, dass das CBD Öl, welches du kaufst, kein THC enthält, aber man kann garantieren, dass das Öl einen Wert von 0,2 mg THC nicht überschreitet, wodurch es in Dänemark gesetzlich erlaubt ist.

Wofür kann es eingesetzt werden?

Neben den bereits genannten Anwendungsbereichen ist CBD-Öl so vielseitig einsetzbar, dass hier noch viele weitere Gebiete genannt werden können.

Bevor ich allerdings auf die verschiedenen Einsatzgebiete näher eingehe, möchte ich dich noch kurz darauf hinweisen, dass vor jeder Anwendung von CBD-haltigen Produkten ein Arzt zu Rate gezogen werden sollte!

So kann CBD auch für weitere Beschwerden hilfreich sein:

KREBSERKRANKUNGEN – DER KAMPF GEGEN DIE KREBSZELLEN

Vor allem von der Wirkung von CBD auf Krebszellen gibt es mittlerweile viele verschiedene Studien. Die verschiedenen Untersuchungen befassen sich mit der Wirkung bei vielen unterschiedlichen Krebsarten. Zum Beispiel auf die Wirkung von verschiedener Gehirntumoren. Es zeigte sich dabei, dass das CBD dazu beiträgt, die Lebensfähigkeit der tumorös veränderten Zellen deutlich zu senken. Positive Ergebnisse konnten die Forscher auch bei Lungenkrebs, der normalerweise als sehr aggressiv gilt und meistens auf die Chemotherapie nur sehr schlecht anspringt, aufweisen. Das wäre der Durchbruch bei einer solchen schlimmen   Erkrankung. Die Forscher befassten sich zudem auch mit der Wirkung von CBD bei Brustkrebs. Dies würde vielen Frauen durchaus sehr große Hoffnung machen. Es zeigte sich, dass CBD auf der einen Seite das Wachstum von Brustkrebs verhindern und auf der anderen Seite die Ausbreitung der Krebszellen hemmen kann.

Es gibt weitere Studien zu folgendes Krebsarten wo eine positive Wirkung von CBD festgestellt werden konnte

Diese Krebsarten sind:

- Bauchspeicheldrüsenkrebs / Pankreaskarzinom

- Blutkrebs / Leukämie

- Leberkrebs / hepatozelluläres Karzinom

- Mundhöhlenkrebs / Mundhöhlenkarzinom

- Prostatakrebs / Prostatakarzinom

Angesichts der zahlreichen positiven Ergebnisse können Krebspatienten Hoffnung haben, dass CBD-Öl möglicherweise bald eine Zulassung als Heilmittel erhält.

Da der Kauf von CBD-Öl jedoch legal ist, kann es auch ohne die Heilmittel-Zulassung erworben werden. Dies sollte aber nur unter Absprache mit dem behandelnden Arzt geschehen!

EPILEPSIE

Wusstest du, dass in Deutschland sich derzeit circa 500.000 Menschen aufgrund von Epilepsie in hausärztlicher- oder fachärztlicher Behandlung befinden. Es kommen pro Jahr etwa 38.000 Neuerkrankte dazu.

Was diese Erkrankung angeht gibt es viele verschiedene Studien zu der Wirkung von CBD aber auch von THC. In diesem Ratgeber geht es allerdings nur um CBD.

Im Jahr 2014 wurden in Israel, insgesamt 74 an Epilepsie erkrankte Kinder und Jugendliche zwischen einem und 18 Jahren mit CBD-reichem Cannabis behandelt, bei denen die herkömmliche Epilepsie-Behandlung nicht anschlug. Den Patienten wurde in Olivenöl aufgelöstes CBD-Öl verabreicht. Das Mischungsverhältnis von CBD und THC lag bei 20:1. Die Gabe erfolgte über einen Zeitraum von durchschnittlich sechs Monaten. Eltern und Patienten sollten während dieser Zeit die Häufigkeit der Anfälle genau beobachten. Das Ergebnis der Untersuchung konnte sich sehen lassen. So haben 89 Prozent der Der Patienten eine Verminderung der Anfälle beobachtet. Bei 13 Kindern traten die epileptischen Anfälle zwischen 75-100 Prozent weniger auf.

Bei weiteren 25 Kindern konnten die Anfälle zu 50 bis 75 Prozent verringert werden. Bei neun Patienten kam es zu einer Verringerung von 25 bis 50 Prozent.

Eine Verringerung um weniger als 25 Prozent wurde bei rund 19 Patienten erreicht.

Währen der Untersuchung konnte allerdings auch eine Verbesserung des Verhaltens, der Aufmerksamkeit, der Sprache und der Kommunikation sowie der motorischen Fähigkeiten beobachtet werden. Auch das Schlafverhalten verbesserte sich.

Wie ich schon erwähnte, um CBD als Heilmittel zuzulassen, müssen noch weitere Ergebnisse und Forschungen angestellt werden. Dennoch sind die Ergebnisse dieser multizentrischen Studie durchaus vielversprechend.

Zur synaptischen Übertragung spielen Cannabinoide eine wichtige Rolle. Sie sind sogenannte „Neurotransmitter". Dies sind synaptische Übertragungsstoffe einer besonderen Art. Diese werden nicht in den synaptischen Endigungen synthetisiert, gespeichert oder freigesetzt. Sondern sie werden im Areal der postsynaptischen Membran in Abhängigkeit von der synaptischen Aktivität gebildet und von hier „retrograd" freigesetzt, um dann wiederrum die Freisetzung der Neurotransmitter zu reduzieren. So kann sich das Gleichgewicht der Neurotransmitter nicht mehr in der vorherigen Form verschieben und kann so die Anfälle reduzieren.

Da Produkte die CBD enthalten eventuell mit anderen eingenommenen Medikamenten Wechselwirkungen hervorrufen können, ist eine Selbstbehandlung dringend abzuraten. Auch hier sollte man unbedingt mit dem behandelndem Arzt Rücksprache halten.

NEURODERMITIS – WIE DAS ÖL AUCH DIE PSYCHISCHE BELASTUNG LINDERN KANN

Menschen mit Neurodermitis haben es nicht leicht im Leben und versuchen in der Regel alles, um die lästigen Symptome lindern zu können. Neurodermitis ist demnach eine sehr belastende Hauterkrankung, die oftmals bei dem Betroffenem auch mit psychischen Problemen einhergeht. Innerhalb der letzten fünf Jahre stieg die Anzahl der an Neurodermitis erkrankten Menschen.

Der Verlauf der Erkrankung wird an Entzündungsprozessen ausgemacht, welche immer wiederkehrend und in Schüben auftreten. Es kommt dabei zu der Entstehung von sehr trockener Haut, welche zuletzt sehr starken Juckreiz auslöst. Wir können auch von einer sogenannten atopischen Krankheit sprechen. Die Betroffenen haben also eine genetische Veranlagung dazu, auf diverse Umweltstoffe zu reagieren. Diese Stoffe können sowohl künstlicher, als auch natürlicher Form sein. Die Betroffenen erkennen erst im Laufe der Zeit, welche Stoffe zu meiden sind. Aufgrund der nun folgenden gesteigerten Bildung von Immunglobulinen, werden die Reaktionen in Form von Symptomen bemerkt. Man kann daher auch von einer Überreaktion des Immunsystems sprechen und so die Erkrankung mit einer Allergie in Verbindung bringen.

Leider treten diese auch an Stellen auf, wo man es nur schlecht versteckt werden kann, zum Beispiel im Gesicht, an den Händen oder auf der Kopfhaut. Somit tritt nicht selten eine Art Schamgefühl für das eigene Aussehen ein und das Selbstwertgefühl sinkt, wodurch bei vielen mit der Zeit auch die Psyche leidet. Wie CBD auch bei psychischen Erkrankungen eingesetzt werden kann, werde ich unter „Psychische Erkankungen" erzählen.
Im Endeffekt kann man also sagen, dass die Lebensqualität, durch die Erkrankung von Neurodermitis stark beeinträchtigt wird.

Unterschiedliche Studien sind sich inzwischen einig darüber, dass das körpereigene Cannabinoidsystem die Symptome der Neurodermitis lindern kann. Beispielsweise wurde in einer Münchner Studie aus dem Jahr 2008 festgestellt, dass das Cannabinoid CBD, Juckreiz, Rötungen und Schuppenbildung reduzieren konnte. Sogar die Bildung der Ekzeme konnte nachweislich um 60% zurückgehen. Das gleiche Ergebnis konnte bislang nur eine wöchentliche Gabe von Kortison bewirken.

Somit kann man wohl sagen, dass es eine echte Alternative zu Kortison ist oder?

CBD konnte selbst bei Schuppenflechte erstaunliche Ergebnisse bewirken. Wissenschaftler und Forscher sind sich einig, dass dies daran liegen muss, dass die Cannabinoide antientzündliche Eigenschaften besitzen. Dementsprechend kann die Einnahme von CBD Ölen auch innerlich seine Wirkung erzielen. Vor allem wenn es um eine Erkrankung geht, die entzündliche Symptome vorweist. Gleichzeitig profitiert auch das Immunsystem von der Einnahme und stärkt die Abwehrzellen.

Wenn man es auf die Haut aufträgt, stärken sie die fehlgeleiteten Abwehrkräfte und die eindringenden Allergene können besser bekämpft werden. Aufgrund der antibakteriellen Wirkung, wird das Wachstum der Bakterien verlangsamt. So kann auch CBD Creme oder Öl bei Pilzinfektionen helfen, die häufig eine Folge von zerkratzter Haut sind.

Bei Neurodermitis können somit verschiedene Ansätze gewählt werden. CBD Öl kann innerlich eine gute Möglichkeit darstellen, um das Immunsystem zu stärken, besser schlafen zu können und sich zu beruhigen. Zur äußeren Anwendung empfehlen sich fertige CBD Cremes und Salben in zertifizierter Biokosmetik-Qualität. Auch Hanfsamenöl ist aufgrund seiner Fettsäuren und der gamma-Linolensäure ein guter Feuchtigkeitslieferant für gereizte Haut.

RAUCHERENTWÖHNUNG

In einer Studie begleitete man 24 Raucher, welche alle sich wünschten, möglichst schnell rauchfrei zu werden. Die eine Hälfte der Probanden bekamen ein Placebo und die andere Hälfte das CBD. Beides wurde in Form eines Inhalators angewendet. Dieser Inhalator sollte über eine Woche hinweg verwendet werden. Im Anschluss sollten die Ergebnisse präsentiert werden.

Diese Untersuchung ergab, dass die Teilnehmer mit der Placebo-Behandlung nicht aus eigener Kraft den Zigarettenkonsum verringern konnten. So konsumierten sie bereits innerhalb der gleichen Woche. Bei den Probanden, die mit CBD behandelt wurden, konnte der Konsum beinahe um die Hälfte reduziert werden.

Es besteht natürlich weiterhin Forschungsbedarf. Bisher wird aber vermutet, dass die Verbindungen der Rezeptoren des körpereigenen Endocannabinoid-Systems und das CBD, für gewisse Veränderungen im Erinnerungs- oder Gedächtnisprozesses sorgen. Genauer gesagt, wird die „Erinnerung" daran gelöscht, wie es ist, als Belohnung für einen selbst eine Zigarette zu rauchen. Man vergisst natürlich nicht wie man raucht, aber das Gehirn kann es für sich aus seiner Erinnerungs- und Belohnungszentrum löschen.

Cannabidiol kann auch Entzugserscheinungen, falls diese auftreten, ebenfalls positiv beeinflussen.

Wenn aber, die Sucht nach einer Droge bereits so stark ist, dass ein kalter Entzug bevor steht, gilt es die Symptome die während des Entzugs entstehen zu bekämpfen. Da kann CBD auch an dieser Stelle weiterhelfen, wenn es Symptome wie Schlaflosigkeit, Appetitverlust oder Reizbarkeit geht

AKNE – CBD ÖL VERBESSERT DAS HAUTBILD

Akne ist mittlerweile nicht nur noch ein Problem von Jugendlichen, sondern auch Erwachsene haben immer mehr mit schlechter Haut zu kämpfen. Der Grund ist zum einen die schlechte Ernährung aber auch die Veranlagung. Dank der entzündungshemmenden und antibakteriellen Wirkung von CBD-Öl kann es auch hier helfen und zu einem besseren Hautbild beitragen. Es reduziert zusätzlich den Fettgehalt der Haut und kann so Akne dauerhaft bekämpfen.

SCHLAFSTÖRUNGEN – DIE HILFE ZUM BESSEREN SCHLAF

Schlaflosigkeit führt oft zu weiteren Problemen wie Anspannung und Unausgeruhtheit. Du kennst es sicher auch, man ist völlig schlapp und müde nach einer Nacht mit wenig Schlaf. Doch wenn man nun regelmäßig mit Schlafproblemen zu tun hat, fällt die Leistungsfähigkeit auf den Nullpunkt und es kommt auch bei der Arbeit zu Fehlern. Je nach Beruf kann das sogar zu schlimmen Verletzungen führen. Viele Menschen greifen deshalb direkt zu Schlafmitteln. Allerdings sollte das nicht die erste Wahl sein. Sie machen unter Umständen abhängig und man kann sich trotz Schlafs morgens wie erschlagen fühlen. Das ist nicht der Sinn des Schlafens.

Da Müdigkeit unter Umständen eine Nebenwirkung von einer zu hohen Dosierungen der Schlafmittel sein kann, sollte man eher auf natürliche Methoden setzen.

So kann aufgrund der sehr geringen Nebenwirkungen kann Cannabidiol-Öl hier eine gute Alternative darstellen. Der Tag beginnt ausgeruht und die Inhaltsstoffe wirken auf natürliche Weise gegen die Schlaflosigkeit.

STRESS – WIE ES HILFT STRESS ZU VERRINGERN

Cannabidiol-Öl ist vor allem auch für seine beruhigende Wirkung bekannt und hilft dementsprechend sehr gut bei Stress, Überbelastung, Nervosität aber auch bei Beklemmungen. Es wirkt dabei sowohl beruhigend als auch entspannend.

Stress kann auf mehreren Wegen vom CBD beeinflusst werden, denn es hat Einfluss auf die Adrenalinausschüttung. Eine zusätzliche Wirkung betrifft das Endocannabinoid-System in unserem Gehirn. Dieses System steuert zum einen die Serotoninproduktion unser Glücks- oder Leeregefühl, aber auch den Schlaf, den Appetit, sowie die Schmerzwahrnehmung und Immunprozesse. Das ECS hält somit die Balance der Körperreaktionen aufrecht. CBD kooperiert mit dem ECS und unterstützt es beim Aufrechterhalten der unserer Balance, was die Folgen von chronischem Stress lindern oder sogar aufheben kann.

Cannabidiol wirkt zusätzlich auf den Neurotransmitter AEA, dieser wird vom Körper produziert und hat prinzipiell die gleiche Wirkung wie CBD, denn er selbst ist auch ein Cannabidoid. Wird Cortisol ausgeschüttet wirkt das CBD wiederum hemmend auf dieses. Das Stresshormon Cortisol wird in der Nebennierenrinde produziert und hat eine sehr wichtige und notwendige Funktion. Unter Stress wirkt es entzündungshemmend. So schützt sich der Körper also vor der typischen Anfälligkeit für Infektionskrankheiten unter Stress. Bei zu viel und/oder zu lange andauerndem Stress schießt jedoch die Cortisolproduktion in die Höhe. So wirken die Gaben von CBD in diesem Bereich regulierend.

2010 hat die nationale Akademie der Wissenschaften in den USA erforscht, dass das CBD auf die Endocannabinoid-Signalgebung wirkt, die für die Ausschüttung von Glucocorticoidhormonen (u.a. Cortisol) bei Stressvorgängen verantwortlich ist. Eine CBD-Gabe kann also den wiederholten, stressinduzierten Rückgang von Corticosteron-Reaktionen reduzieren.

Stress verändert neuronale Schaltkreise, das gab das Journal für experimentelle Biologie im Jahr 2014 bekannt. Dafür ist die retrograde Signalgebung über die Endocannabinoide verantwortlich, diese beeinflussen die Plastizität des Systems. So verändern die Synapsen allmählich ihre Stressantwort. So greift das CBD in das System regulierend ein.

ASTHMA UND ALLERGIEN – DIE STEIGERUNG DES IMMUNSYSTEMS

Auch bei Erkrankungen wie Asthma sowie bei Allergien, kann Cannabidiol-Öl hilfreich sein. Es regt das Immunsystem an und wirkt zudem entzündungshemmend. Asthma entsteht beispielsweise durch ein fehlgesteuertes Immunsystem und lässt sich deshalb so gut mit CBD-Öl behandeln. Gleiches gilt für Patienten mit Allergien, denn durch die Stärkung des Immunsystems können die körpereigenen Abwehrkräfte selbst gegen Allergien vorgehen. Allergieschübe können reduziert werden oder sie bleiben möglicherweise sogar ganz aus.

MORBUS CROHN – DER GRUND FÜR DIE POSITIVE AUSWIRKUNG VON CBD

Morbus Crohn ist eine chronische entzündliche Erkrankung des Darms. Durch die entzündungshemmende Wirkung kann das CBD gerade hier seine

Wirkung zeigen. So wird auch in vielen Erfahrungs-berichten, über eine positive Wirkung auf diese Er-krankung gesprochen. Hier stehen allerdings noch weitere Studien aus.

RHEUMA UND FIBROMYALGIE – CBD FÜR WENIGER SCHMERZEN IM ALLTAG

Rheuma ist ein Sammelbegriff für viele unter-schiedliche Arten entzündlicher Krankheiten. Diese betreffen Gelenke, Sehnen und Muskeln und sind in den meisten Fällen sehr schmerzhaft. Die Medikation dafür ist von Patient zu Patient unterschiedlich, da nicht immer die gewünschte, schmerzlindernde Wir-kung erzielt wird. In letzter Zeit wurden vermehrt sehr positive Erfahrungen mit CBD-Ölen zur Behand-lung der rheumatischen Erkrankung verzeichnet wer-den. Ich selbst verwende es für meine Gelenks-schmerzen und kann nur sagen, dass die Wirkung sehr erfolgsversprechend ist.

CBD besitzt wie synthetisch hergestellte Medi-kamente auch, eine entzündungshemmende und dadurch schmerzstillende Wirkung. Bei der regelmä-ßigen Verwendung herkömmlicher Arzneien kommt es oftmals zu unerwünschten Nebenwirkungen. Diese wären, dass der Blutdruck sich verändern kann, die Leber oder Nieren Schäden bekommen können. Wirkungsvolle CBD Öle können das Nebenwirkungsrisiko deutlich senken und so langfristig eingenommen werden. Insbesondere durch die Kombination von Cannabidiol und Curcumin liquid, der Stoff des Kurkumas, oder auch Weihrauch-Extrakt kann die Effektivität erhöhen. So kann eine deutliche Verbesserung des gesamten Bewegungsapparates erzielt werden.

MULTIPLE SKLEROSE – CBD ALS WEGBEREITER FÜR EINEN EINFACHEREN ALLTAG MIT MS?

Multiple Sklerose ist eine der häufigsten neurologischen Erkrankungen des zentralen Nervensystems neben der Epilepsie. Die Erkrankung ist trotz umfangreicher Forschungen und Untersuchungen, noch immer nicht heilbar. Jedoch kann der natürliche Inhaltsstoff der Hanfpflanze – Cannabidiol - zu einer Linderung der Beschwerden und so auch zu einem besseren Wohlbefinden beitragen.

Bei Patienten mit Multipler Sklerose können viele verschiedene neurologische Symptome auftreten. Das sind Sehstörungen, Empfindungsstörungen, Schmerzen oder die Beeinträchtigung von Bewegungsabläufen. Dies sind aber nur einige Beispiele.

Oftmals leiden Patienten mit Multipler Sklerose auch unter Depressionen oder anderen psychischen Erkrankungen.

Durch das ECS kann CBD dazu beitragen depressive Symptome zu lindern oder zu vermeiden. Ein besserer und erholsamer Schlaf kann dadurch auch ermöglicht werden.

Wie wir wissen hat Cannabidiol eine schmerzstillende und entzündungshemmende Wirkung und kann sich so besonders positiv bei der Linderung der sogenannten Schübe auswirken.

Die Einnahme von ausgewählten Mikronährstoffen empfiehlt sich als zusätzliche Unterstützung bei der Therapie. Wie in der orthomolekularen Medizin, wird ergänzend zum CBD auf die gezielte Supplementierung der Mikronährstoffe CoQ10, Vitamin B12 und Vitamin D3 gesetzt. Viele an MS Erkrankte können so von der ganzheitlichen und vor allem natürlichen Methode, durch die Kombination der Mikronährstoffmedizin, profitieren.

PSYCHISCHE ERKRANKUNGEN – CBD ALS UNTERSTÜTZER BEI PANIKATTACKEN

Weltweit leiden sehr viele Menschen an Angstzuständen oder Panikattacken. Diese können das Leben stark beeinflussen und sich auf die verschiedensten Lebensbereiche auswirken.

Im Falle von Angstzuständen oder Panikattacken kann CBD die beiden Cannabinoid-Rezeptoren CB1 und CB2 im Gehirn anregen und so z.B. das emotionale Verhalten, Stress und Schlaf positiv beeinflussen. Durch die Anregung dieser beiden bestimmten Rezeptoren kann außerdem die Herzfrequenz aber auch der Blutdruck reduziert werden, wodurch die Betroffenen die Ängste und Panikattacken nicht so stark erleben.

Und auch wenn Zwänge oder Zwangshandlungen den Alltag eines Menschen beeinflussen können, kann das CBD auch hier seine positive Wirkung entfalten. Hierbei werden durch die regelmäßige Einnahme von CBD die Rezeptoren im Gehirn angeregt, was dazu führen kann, dass man einen Zwang nicht mehr so stark empfindet. So kann die Ausübung der Zwangshandlung vermieden oder zumindest reduziert werden.

Da Betroffene meistens dauerhaft synthetisch hergestellte Psychopharmaka zu sich nehmen müssen, kann bereits der rein biologische Inhaltsstoff Cannabidiol zu einem besseren Wohlbefinden führen. Die Gefahr einer Überdosierung oder auch einer Abhängigkeit ist bei der Einnahme von Cannabidiol unbegründet. Die zusätzliche Einnahme von Mikronährstoffen kann durchaus einen weiteren positiven Einfluss haben.

Aber auch hier möchte ich dir noch einmal sagen, eine Wechselwirkung mit bestimmten Medikamenten kann nicht ausgeschlossen werden. Somit muss in jedem Fall vorher mit einem Arzt darüber gesprochen werden.

CHRONISCHE SCHMERZEN – WIE CBD DIE HELFEN KANN SCHMERZEN ZU LINDERN

Bei chronischen Schmerzen kommen in der klassischen Schulmedizin sehr häufig Opioide zum Einsatz, diese haben allerdings sehr viele Nebenwirkungen. Die frei verkäuflichen Schmerzmittel wie Aspirin, Ibuprofen oder Paracetamol sind nur bei leichten oder mittleren Schmerzen geeignet. Wusstest du, dass an den Nebenwirkungen von Schmerzmedikamenten in Deutschland jährlich etwa 2.000 Menschen sterben?

Im Jahr 2016 zeigte eine Studie aus Israel, dass mit Cannabis die Schmerzen und gleichzeitig auch der Verbrauch an Opiaten reduziert werden konnte, wodurch sich die Lebensqualität der Patienten deutlich verbessern konnte.

Gibt es Nebenwir-
kungen?

CBD-Öl hat bei richtiger Anwendung keine oder nur ganz wenige und leichte Nebenwirkungen. Da aber jeder Mensch anders reagiert, wie auch bei anderen Sachen, ist es wichtig über die Zeit der Einnahme des CBD-Öls, seinen Körper genau zu beobachten. In Studien zeigten sich bislang auch unter hohen Dosierungen allerdings keine Nebenwirkungen.

In sehr seltenen Fällen kann es unter Umständen und bei einer extremen Überdosierung zu Schläfrigkeit, Appetitlosigkeit oder auch Durchfall kommen. Dort konnte jedoch nicht ausgeschlossen werden, dass diese Nebenwirkungen auch andere Ursachen haben könnten.

Schwangere und stillende Frauen sollten jedoch, auf die Einnahme von CBD-Öl oder allgemein CBD-haltigen Produkten verzichten.

Wie und warum das Öl wirksam ist?

Nun wird es etwas komplexer, damit auch du verstehst wieso CBD so wirkt, wie es wirkt.

Cannabidiol, zeigt sehr viele verschiedene Wirkmechanismen. Mittlerweile sind davon mehr als zehn Wirkungsweisen bekannt. Diese Wirkungsweisen beeinflussen die verschiedenen Rezeptoren wie den CB1-Rezeptor, zwei Vanilloidrezeptoren, den Glycinrezeptor und den 5-HT1A-Rezeptor. Zudem wirkt CBD-Öl antioxidativ und stärkend auf die Signalgebung von Adenosin.

Somit lässt sich Cannabinoiden grundsätzlich eine antioxidative Wirkung nachsagen. Die Cannabinoide fangen freie Radikale ab und können so den oxidativen Stress vermindern. Allerdings kann CBD im Endocannabinoidsystem auch entgegengesetzt wirken. Die Aufnahme des Endocannabinoids Andanamid in die Zelle und auch dessen Abbau wird gehemmt und so die Konzentration des Andanamids gesteigert.

Durch einen erhöhten Andanamid-Spiegel im Nervenwasser oder auch im Gehirn, kann es zu einer antipsychotischen Wirkung bei Patienten mit Schizophrenie kommen, dies haben klinische Studien gezeigt. Da CBD ja zudem auch schmerzlindernd wird, stimuliert es die Vanilloidrezeptoren vom Typ1 und Typ2. Auf den Nervenendigungen, welche die Schmerzrezeptoren sind, ist in der Regel der Vanilloidrezeptor 1 zu finden. Werden diese Rezeptoren durch das CBD stimuliert, tritt so die schmerzhemmende Wirkung ein. Weiterhin induziert CBD einen vom Vanilloidrezeptor 2 abhängigen Mechanismus. Dieser ist für die so genannte Autophagie, dies ist eine Form der Zellzerstörung, zuständig. So kommt es zu einer Verminderung der Vermehrung von bestimmten Hirntumor-Zellen.

Ich hasse Tierversuche, dies kann ich hier nur noch einmal sagen, allerdings wurden an Mäusen herausgefunden, dass CBD entzündliche und neuropathische Schmerzen verringern kann. Denn Mäuse besitzen nicht diese Glycinrezeptoren, die sich beim Menschen vorrangig in Nervenzellen befinden. Bei den Mäusen trat somit keine schmerzhemmende Wirkung auf. Man geht deshalb davon aus, dass dieser Rezeptor Einfluss auf die Unterdrückung von chronischen Schmerzreizen hat. Wird der Glycinrezeptor aber durch das CBD aktiviert, ist die verminderte Erregbarkeit der Nervenzellen die Folge und kann so die Schmerzen Reduzieren.

Auch auf das Adenosin wirkt CBD. Im Körper wirkt Adenosin auf verschiedene Weise. Es sorgt für die Weitung der Blutgefäße, indem es die Ausschüttung der aktivierenden und belebenden Botenstoffe blockiert. Durch CBD wird nun die Signalgebung durch Adenosin verstärkt, was beispielsweise eine entzündungshemmende Wirkung herbeiführen könnte.

So ist auch bekannt, dass CBD sich an den 5-HT1A-Rezeptor bindet. Dieser Rezeptor ist ein so genannter Serotonin-Rezeptor, der im Gehirn und dem Rückenmark Lernvorgänge beeinflusst und auch für die Regulierung der Körpertemperatur sowie anderer Effekte verantwortlich ist. Wenn der Rezeptor durch Medikamente aktiviert wird, können psychische Erkrankungen wie Angstzustände und Depressionen effektiv behandelt werden. Auch CBD kann durch die Bindung an diesen Rezeptor eine angstlösende Wirkung hervorrufen.

Endogene Cannabinoide werden von postsynaptischen Nervenzellen freigesetzt und wirken auf so genannte Neuronen. Die Wirkung ist abhängig von der Anzahl an freigesetzten Transmittern, also je mehr Transmitter freigesetzt werden, desto größer ist die Wirkung. Somit kann die Aktivität der Transmitter entweder herabgesetzt, gesteigert oder gehemmt werden. Durch aktuelle Forschungsergebnisse wird angenommen, dass CB1 Rezeptoren notwendig sind, um negative Erinnerungen löschen zu können. Dies würde erklären, weshalb gerade bei Angststörungen so viele positive Erfahrungen gemacht werden und wurden.

Zusammenfassend kann man also sagen, Endocannabinoide physiologische Effekte im Körper auslösen und so helfen Beschwerden zu lindern.

Das Cannabinoid-System und seine Endocannabinoide

Das Endocannabinoid-System kannst du als **Kommunikationssystem** betrachten, welches zwischen dem menschlichen Gehirn und dem Körper fungiert. Es sind mittlerweile einige Funktionen und Wirkungsmechanismen bekannt, vor allem den Bereich der Gefühle, unserer Stimmungen und vor allem der allgemeinen Schmerzwahrnehmung betreffen.

Du musst nicht mal Kontakt zu einer Cannabispflanze gehabt zu haben, denn der menschliche Körper besitzt seine eigenen **endocannabinoide Rezeptoren**. Diese befinden sich im ganzen Körper und können je nach Lage unterschiedlich reagieren und entsprechende Reaktionen hervorrufen. Oft wird angenommen, dass sich die Rezeptoren ausschließlich im Gehirn befinden. Dies ist aber nicht ganz richtig, denn auch in diversen Drüsen und in Immunzellen wurden sie bereits entdeckt. Die Funktion der Rezeptoren besteht hauptsächlich darin, das innere Gleichgewicht zu halten und die Homöostase aufrecht zu erhalten.

1992 konnten das erste Mal Substanzen isoliert und synthetisiert werden, diese banden sich folglich an die CB1 Rezeptoren. Im weiteren Verlauf konnte man noch einige weitere Stoffe finden, die entsprechende Reaktionen hervorriefen und die Forschung bis heute weiter sehr interessant machen.

In den Nervenzellen, vor allem aber im Kleinhirn und im Darm, im peripheren Nervensystem, befindet sich in erster Linie der **Cannabinoid-Rezeptor 1**. Der **Cannabinoid-Rezeptor 2** liegt überwiegend auf den Zellen des Immunsystems und auf denjenigen Zellen, die am Knochenaufbau und dessen Abbau zuständig sind.

Auch wenn schon sehr viel darüber bekannt ist, wissen wir noch lange nicht alles über dieses System. Zum Beispiel weiß man noch nicht genau, wie genau das Endocannabinoid System mit den Cannabinoiden aus der Cannabispflanze interagiert. Fakt ist aber, dass die Rezeptoren entsprechend im Körper verteilt sind, deutet auf eine Reihe vieler verschiedener Funktionen hin.

Welche Medikamente kann CBD-Öl ersetzen?

Man kann also sagen, dass CBD eine echte Alternative zu vielen verschiedenen Medikamenten ist, sofern es richtig eingesetzt wird. So kann es zum Beispiel bei Neurodermitis Cortison und cortisonhaltige Cremes ablösen. Wenn man also chronische Schmerzen hat kann CBD, Schmerzmittel aber auch Opiate ablösen.

Für Antidepressiva, Psychopharmaka und auch Medikamente zur Behandlung von Epilepsie bietet auch hier hochwertiges CBD Öl in der richtigen Dosierung eine echte Alternative. Die Palette an Medikamenten die von CBD abgelöst werden können, wird sich in Zukunft sicherlich noch erweitern.

Bisherige Anwendung in der Medizin

CBD kann als Arzneimittel von einem Arzt verschrieben werden und so als Rezepturarzneimittel über die Apotheke bezogen werden. Es ist kein Betäubungsmittel-Rezept nötig, weil CBD nicht im Betäubungsmittelgesetz aufgeführt wird.

Als Rezepturarzneimittel wird es jedoch nicht automatisch von der Krankenkasse erstattet und sollte deshalb auf einem Privatrezept verordnet werden. Die die Ärzte könnten sonst von den Krankenkassen in Regress genommen werden.

Auf dem deutschen Markt gibt es jedoch, von vielen verschiedenen Anbietern, CBD-haltige Hanföle, die mit einem THC-Gehalt von unter 0,2% als Lebensmittel oder Kosmetik legal verkauft werden dürfen. Diese Präparate dürfen jedoch nicht als Medizin verkauft oder beworben werden, auch wenn sie eine medizinische Wirkung haben.

Es ist der der Pharmaindustrie leider daran gelegen, das CBD-Öl nicht als Heilmittel zuzulassen. Deshalb wird es trotz zahlreicher Studien, die durchaus Erfolg versprechend sind, noch ein langer Weg bis zur Zulassung von CBD-Öl als Heilmittel.

Bei all den positiven Forschungsergebnissen und den Meinungen zufriedener Anwender gibt es noch ein weiteres Problem. Die großen Medikamente-Hersteller haben **absolut kein Interesse an der Verbreitung von medizinischem Cannabis**. Nicht umsonst, versuchen seit langer Zeit die Größen der Pharmaindustrie, Cannabis zu verteufeln und weiterhin illegal zu halten. Hier geht es um Profit, nicht aber um die schonendste Behandlung der Menschen.

So ist Problem ist in erster Linie das Geld, denn die natürliche Wirkstoffe wie THC und CBD lassen sich nicht patentieren und somit nur schwer gewinnbringend vermarkten. Aus diesem Grund wird seitens der Pharmaindustrie, kaum in die Cannabidiol-Forschung investiert.

Damit es als Medikament zugelassen werden darf, müssen sehr viele Studien durchgeführt werden. Da dies sehr viel Geld kostet und aufwändig ist. Da die Pharmaindustrie in diese Forschung kein Geld investiert, wird es eine lange Zeit dauern, bis es schlussendlich als Medikament zugelassen werden darf. **Arzneimittelhersteller setzen daher lieber auf günstige, chemische Präparate.** Ihnen ist es egal welche fatalen Nebenwirkungen diese mit sich bringen.

Allgemeine Gesetzeslage

In Deutschland gehört das in der Cannabis Pflanze enthaltene psychoaktive THC zu den nicht „verkehrsfähigen Stoffen". So ist der private Anbau, Besitz und Erwerb illegal. Seit kurzem ist jedoch die Einnahme legal, sofern ein Rezept durch einen ausgewiesenen Arztes ausgestellt wird, dies darf er allerdings nur mit einer Ausnahmegenehmigung. Diese Ausnahmegenehmigungen erteilt jedoch nur das *Bundesinstituts für Arzneimittel und Medizinprodukte* (BfArM).

Anders verhält es sich mit CBD. Die Rechtslage in Bezug auf Cannabidiol hat sich in der Vergangenheit laufend verändert. Zahlreiche Einschränkungen und Besonderheiten im Umgang führten zu Verunsicherung bei den Anbietern und den Anwendern.

Anfang 2017 wurde Cannabidiol endlich in der Arzneimittelverordnung hinzugefügt.

CBD Öl wird aus Hanf hergestellt und enthält weniger als 0,2 Prozent THC. Damit könntest du es sowohl als rezeptpflichtiges Arzneimittel von einem Arzt verschreiben lassen als auch legal und ohne Rezept beziehen.

Allerdings übernehmen nicht alle Krankenkassen die Kosten für eine solche Verschreibung. Es darf beim Einsatz kein Heilungsversprechen gegeben werden. Wird das CBD Öl als Nahrungsmittelergänzung und Kosmetikprodukt legal angeboten, muss die THC Konzentration noch niedriger als 0,2 Prozent sein, denn es handelt sich dann nicht um ein Arzneimittel. Das Bundesinstitut für Risikobewertung (BfR) schreibt einen Gehalt unter 0,0005% vor. Dieser Wert ist für Lebensmittel und Nahrungsergänzungsmittel verbindlich. Beim Einsatz als Arzneimittel gelten die Vorgaben des Betäubungsmittelgesetzes, also Begrenzung auf einen THC Gehalt von 0,2 Prozent. Diese Informationen müssen immer auf den Beipackzetteln angegeben werden.

Du solltest also einen prüfenden Blick auf die Angaben werfen, das schützt vor blöden Überraschungen und der Gefahr, mit dem Gesetz in Konflikte zu geraten. Des Weiteren bist du auf der sicheren Seite, wenn du nur Mengen an CBD Produkten besitzt, die als Eigenbedarf gelten. Größere Mengen fördern nämlich den Verdacht des unerlaubten Handels, welcher verboten ist.

Eine europaweit einheitliche Regelung für CBD-haltige Produkte existiert bisher nicht – das bedeutet, dass die Gesetzeslage in einzelnen Länder der EU durchaus unterschiedlich sein kann. So gilt in Österreich zum Beispiel derzeit noch eine THC-Höchstgrenze von 0,3% für Salben und Öle, die CBD enthalten.

REISEN MIT CBD PRODUKTEN

Bevor du also mit CBD-Produkten ins Ausland fährst, solltest du also abklären, welche Bestimmungen hinsichtlich der Verwendung von CBD-haltigen Nahrungs- und Arzneimitteln im Zielland aktuell gültig sind. Das ist leider nicht immer ganz leicht, da sich solche Bestimmungen schnell ändern können. Bei Reisen innerhalb der EU kannst du jedenfalls davon ausgehen, dass du keine Probleme bekommen solltest, sofern die THC Grenze von 0,2 % eingehalten wird.

Innerhalb der Staaten des Schengener Abkommen kannst du davon ausgehen, dass die Mitnahme von CBD-haltigen Präparaten, sofern sie geltenden Vorgaben für Nahrungsergänzungsmittel entsprechen, gewöhnlich problemlos möglich ist. Aber um da auf Nummer sicher zu gehen, solltest du das unbedingt vorher in Erfahrung bringen. Außerhalb des Schengen-Raumes solltest du für mitgeführte Produkte vorsichtshalber eine Beschreibung inklusive Auflistung der Inhaltsstoffe, wenn möglich in der Landessprache oder zumindest auf Englisch, mitführen.

Als Faustregel gilt jedoch: Sind in einem Land der Anbau, Konsum und Verkauf von THC-haltigen Cannabisprodukten grundsätzlich verboten, solltest du auch bei der Einfuhr von Produkten, die CBD enthalten, lieber vorsichtig sein. Im Umkehrschluss kannst du davon ausgehen, dass es bei liberaler Gesetzgebung oder vollständiger Legalisierung keine Probleme mit der Mitnahme und dem Gebrauch von CBD geben sollte.

Für die meisten anderen Länder außerhalb der Europäischen Union ist die rechtliche Lage nicht eindeutig, beziehungsweise es besteht dort noch keine klare Regelung. Wenn du also in solche Länder CBD-Öl mitnehmen möchte, erkundige dich am besten kurz vor der Abreise zur aktuellen Lage. Wenn es legal ist, ist es unter Umständen vielleicht sogar besser, dass du dir eine Quelle vor Ort zu suchst und das CBD-Produkt erst im Zielland zu kaufst. Damit ersparst du dir nicht nur nervige und unangenehme Fragen von Zollbeamten oder Security-Mitarbeitern, sondern unter Umständen auch Geld.

Verlässliche Informationen zu Legalität oder Illegalität von CBD-Produkten und geltenden Einfuhrbestimmungen erhältst du am besten an der jeweiligen Botschaft oder Konsulat des Ziellandes.

Wie wird sich die Politik in Zukunft bezüglich Hanf ändern

Ich denke, wie es sich in Zukunft verändern wird, sind nur Spekulationen. Die eine Seite der Politik wünscht eine erneuerte „Drogenpolitik" die andere stimmt vehement dagegen. Erste Schritte in die richtige Richtung wurden bereits gegangen, wie es aber weitergeht steht wohl in den Sternen.

Ich bin mir aber sicher, dass früher oder später sich einiges zugunsten der Menschen ändern wird, die aus gesundheitlichen Gründen auf Hanf angewiesen sind. Außerdem bin ich mir sicher, dass durch die immer populärer werdenden CBD-Produkte viele

Menschen ihre Meinung hierzu ändern werden, was sich dann auch positiv auf die Politik auswirken könnte.

Sobald es genügend Studien und Langzeitstudien zu der Wirksamkeit von CBD oder allgemein Hanf gibt, wird die Politik nicht mehr drum herum kommen als diese Produkte als Heilmittel zuzulassen.

Haftungsausschluss

Die Umsetzung aller enthaltenen Informationen, Anleitungen und Strategien dieses Buchs erfolgt auf eigenes Risiko. Für etwaige Schäden jeglicher Art kann der Autor aus keinem Rechtsgrund eine Haftung übernehmen. Für Schäden materieller oder ideeller Art, die durch die Nutzung oder Nichtnutzung der Informationen bzw. durch die Nutzung fehlerhafter und/oder unvollständiger Informationen verursacht wurden, sind Haftungsansprüche gegen den Autor grundsätzlich ausgeschlossen. Ausgeschlossen sind daher auch jegliche Rechts- und Schadensersatzansprüche. Dieses Werk wurde mit größter Sorgfalt nach bestem Wissen und Gewissen erarbeitet und niedergeschrieben. Für die Aktualität, Vollständigkeit und Qualität der Informationen übernimmt der Autor jedoch keinerlei Gewähr. Auch können Druckfehler und Falschinformationen nicht vollständig ausgeschlossen werden. Für fehlerhafte Angaben vom Autor kann keine juristische Verantwortung sowie Haftung in irgendeiner Form übernommen werden.

Urheberrecht

Alle Inhalte dieses Werkes sowie Informationen, Strategien und Tipps sind urheberrechtlich geschützt. Alle Rechte sind vorbehalten. Jeglicher Nachdruck oder jegliche Reproduktion – auch nur auszugsweise – in irgendeiner Form wie Fotokopie oder ähnlichen Verfahren, Einspeicherung, Verarbeitung, Vervielfältigung und Verbreitung mit Hilfe von elektronischen Systemen jeglicher Art (gesamt oder nur auszugsweise) ist ohne ausdrückliche

Herstellung und Verlag:

BoD – Books on Demand, Norderstedt

ISBN: 9783749466290

© Alexander Huxsohl 2019

1. Auflage

Kontakt: Psiana eCom UG/ Berumer Str. 44/ 26844 Jemgum

Covergestaltung: Katja Nirwing

Coverfoto: depositphotos.com

E-Mail: info@inselliebe-verlag.de